AF337023

NOTE

SUR UN

CAS DE CÉCITÉ ET DE SURDITÉ VERBALES

PAR

M. E. D'HEILLY
MÉDECIN DE L'HOPITAL SAINT-ANTOINE

ET

M. A. CHANTEMESSE
INTERNE DES HOPITAUX

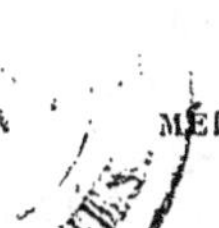

Des travaux récents entrepris en Allemagne (1), en Angleterre (2), en France (3) ont cherché à établir que le syndrome décrit sous le nom d'aphasie était susceptible d'offrir des phénomènes objectifs bien différents suivant les cas donnés ; qu'à chacune des formes déterminées par l'analyse clinique correspondait un substratum anatomique nettement localisé ; et qu'il y avait lieu désormais de désigner par un nom spécial les variétés de l'aphasie distinctes de leurs voisines par leur symptômes et leur anatomie pathologique.

Ces tendances de classification s'appuyaient sur les résultats des nécropsies de certains aphasiques dont la circon-

---

(1) Wernicke. *Der aphasische symptomen complex*. Breslau, 1874. — Küssmaul. *Die storungen der sprache*, in *Ziemssen's Handbuch*, 1877. — Pick et Kahler. Cités par Mathieu in *Arch. génér. de méd.*, 1881.

(2) Broadbent. *Medic. chirurg. Transactions*, vol. LX, 1872.

(3) Magnan. *Soc. de Biologie*, 1879 et 1880. — Déjerine. *Soc. de Biologie*, juin 1880. — N. Skwortzoff. Thèse, 1881.

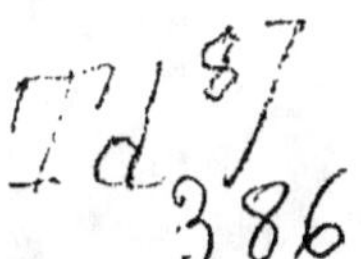

volution de Broca était indemne ou à peu près. Avec une conservation de l'intelligence de la vue et de l'ouïe, ces malades ne comprenaient ni les mots écrits, ni les paroles qu'on prononçait devant eux ; la sensibilité générale étant d'ailleurs normale, il semblait qu'il y eût chez eux destruction d'un point de l'écorce cérébrale destiné à la compréhension des mots parlés et écrits, c'est-à-dire destruction de centres sensoriels.

Que certains aphasiques aient gardé la faculté de comprendre les paroles qu'on leur adresse ou les phrases écrites qu'on met sous leurs yeux, que d'autres au contraire aient perdu cette faculté, la chose n'est douteuse pour personne ; le point en litige est le suivant : la perte de la compréhension du langage chez les malades dont la circonvolution de Broca est intacte n'est-elle que l'épiphénomène saillant, mais accessoire après tout, d'un affaiblissement général de l'intelligence produit par de vastes lésions corticales, ou bien est-elle sous la dépendance immédiate d'une destruction localisée du manteau? De la solution du problème, dépend l'existence de centres sensoriels.

Les auteurs qui ont pris parti pour l'affirmative dans le débat reconnaissent à côté de l'aphasie ataxique produite par une altération de la troisième circonvolution frontale gauche, d'autres variétés, la cécité verbale et la surdité verbale qui seraient précisément l'indice et le mode de retentissement d'une lésion de ces centres.

Les observations qui ont été fournies en preuve de cette nouvelle théorie sont nombreuses, sinon toutes convaincantes.

Nous ne pouvons songer, dans ce travail qui n'a pour objet que de relater un seul fait, à reprendre la critique complète de tous les cas publiés ; d'autant mieux que ce sujet a été fort bien traité par M. Mathieu (1). La plupart des observations que l'on trouvera longuement exposées dans la thèse de Mlle Skwortzoff (2) prêtent le flanc à des objections soit cliniques, soit anatomo-pathologiques. Dans un premier ordre des faits mentionnés, l'intelligence des malades

---

(1) Mathieu. *Arch. génér. de méd.*, 1881 et 1882. — Dreyfus-Brisac. *Gazette hebdomadaire*, juillet, 1881.

(2) *De la surdité et de la cécité des mots*. Paris, 1881.

est assez fortement atteinte ; l'exploration de chaque sens
et de la sensibilité générale n'a pas été complète toujours,
chose capitale cependant pour la détermination d'un centre
sensoriel indépendant de la zone qui régit la sensibilité générale ; dans un second groupe, les lésions anatomiques
sont très étendues, la circonvolution de Broca est plus ou
moins intéressée ou bien on trouve à l'autopsie une tumeur
c'est-à-dire un des éléments sur lesquels on peut le moins
se fonder pour étudier les localisations cérébrales.

L'année dernière, M. Chauffard (1) a publié une très inté-
ressante observation ; il s'agissait d'un foyer de ramollissement rouge siégeant en plein lobule pariétal inférieur,
occupant le lobule du pli courbe et le pli courbe ; le malade
entendait et voyait sans comprendre ; il semblait « séques-
tré du monde extérieur. »

L'intelligence paraissant touchée dans tous ses modes
et la sensibilité générale notablement altérée, l'auteur a
prononcé le nom de cécité et surdité cérébrales, n'enga-
geant pas ainsi le fond de la doctrine et évitant de conclure
en faveur d'une localisation sensorielle.

La malade observée par M. Déjerine (2) offrait un exemple plus démonstratif ; mais là encore il existait une tumeur
du volume d'une mandarine, siégeant dans le lobule pariétal inférieur gauche et ayant entraîné plusieurs fois pendant que le sujet était tenu en observation l'apparition de
phénomènes comateux d'assez longue durée.

Récemment M. Giraudeau a publié (3) un cas intéressant
par l'étude clinique faite en dehors de tout état comateux,
récent ou éloigné et par la constatation d'une lésion anatomique nettement circonscrite ; la malade était atteinte de
surdité verbale ; incapable de comprendre le sens des paroles, elle avait conservé la faculté de lire et de répondre aux
questions qu'on lui adressait par écrit. La motilité, la sensibilité tactile étaient conservées ; il en était de même du
goût et de l'odorat. A l'autopsie, la seule lésion cérébrale
était un sarcome occupant la partie postérieure des deux
premières circonvolutions temporo-sphénoïdales gauches.

---

(3) *Revue mensuelle de médecine,* 1881.
(4) Cité in thèse de N. Skwortzoff.
(5) *Revue mensuelle,* mai, 1882.

Dans tous les travaux que nous venons de citer, il est parlé de troubles du langage n'ayant point d'autre cause que l'altération d'une région de l'écorce cérébrale assez bien limitée, située en arrière des centres moteurs, siégeant du côté gauche, au niveau des première et deuxième circonvolutions temporo sphénoidales, du lobule pariétal inférieur, du lobule du pli courbe et du pli courbe. Ce territoire, qui est tout entier sous la dépendance d'une seule branche de la sylvienne gauche, comme la circonvolution de Broca est sous la dépendance d'un autre rameau, l'artère de l'aphasie, se subdiviserait en deux parties : aux lésions des circonvolutions temporo-sphénoïdales correspondraient les symptômes décrits sous le nom de surdité verbale, à celles du lobule pariétal inférieur, du lobule du pli courbe et du pli courbe appartiendrait la cécité des mots.

L'édification de la théorie de *l'aphasie sensorielle* comme l'appelle Wernicke semble, pour quelques-uns, trouver un appui et presque une démonstration, dans les expériences physiologiques de Ferrier (1) et de Munk (2) ; mais déduire de signes observés chez les animaux, après une lésion cérébrale, une application directe au cerveau de l'homme est une tâche ardue, surtout quand le problème contient dans ses termes l'appréciation d'un ou de plusieurs phénomènes du langage artificiel.

M. Ballet (3) n'admet pas dans sa thèse qu'aucun fait pathologique ait jusqu'ici péremptoirement démontré dans la zone sensitive étendue à toute la moitié postérieure du cerveau l'existence de centres sensitifs distincts.

En fait, la démonstration, pour être indiscutable, exige la constatation de cas nombreux qui réuniraient cette double qualité ; observation clinique bien complète, indiquant l'état de l'intelligence et de la sensibilité générale et spéciale: observation anatomique montrant une lésion bien circonscrite, limitée à la substance grise du territoire qu'on veut doter de centres sensoriels.

Pour rares qu'ils soient, des faits analogues doivent cependant se montrer quelquefois ; nous avons insisté sur la

<hr>

(1) *Les fonctions du cerveau*, trad. franç. Paris, 1880.
(2) Grasset. *Des localisations cérébrales*, 1880.
(3) Thèse de Paris, 1881.

distribution de la quatrième branche de l'artère sylvienne gauche; que ce rameau vienne à s'oblitérer, et il en résultera une nécrobiose de la zone corticale qui est presque entièrement le siège supposé des images commémoratives des mots parlés et écrits. Le sujet sera atteint de cécité et surdité verbales. Dans sa seconde observation, Wernicke rapporte un fait anatomique semblable.

Nous en avons observé un autre exemple.

La nommée Cl..., âgée de 24 ans, entre le 12 octobre 1881, salle Rostan, n° 23, dans le service de M. d'HEILLY, à l'hôpital Saint-Antoine.

A la visite du matin, nous trouvons la malade couchée sur le côté gauche; elle est pâle, très amaigrie, elle tousse beaucoup, le pouls est petit et fréquent, la température marque 38°,5. A toutes les questions qu'on lui pose, elle lève la tête, regarde attentivement son interlocuteur et répète 5 ou 6 fois de suite avec des intonations différentes : parce que, parce que, parce que. Ce sont les seules paroles qu'on ait pu obtenir d'elle depuis hier soir. L'examen plus complet nous donne les renseignements suivants : signes de tuberculose au deuxième degré, dans les deux sommets des poumons; les battements du cœur sont normaux, on ne découvre ni bruit de souffle, ni déviation de la pointe qui bat dans le quatrième espace intercostal, un peu en dedans du mamelon. Le ventre est souple, pas de changement de volume appréciable à la palpation et à la percussion des principaux viscères.

Les ganglions de l'aine sont hypertrophiés de chaque côté; il s'écoule du vagin une assez grande quantité de liquide séro-purulent d'odeur infecte, et on constate, en arrière du méat urinaire, la présence d'une petite tumeur végétante fongueuse attenant à la paroi antérieure du vagin. Incontinence d'urine et des matières.

La motilité paraît intacte et tous les mouvements faciles ; la sensibilité générale à la piqûre, au chatouillement est conservée. Notable quantité d'albumine dans les urines ; pas de sucre.

La malade ne répond les mots parce que, parce que, que lorsqu'on l'interpelle, sinon elle reste toute la journée tranquille, poussant de temps en temps des gémissements. Elle prend sur sa table de nuit les aliments qu'elle désire, se sert très bien du couteau, de la fourchette, se verse à boire et a soin chaque fois de mettre une certaine quantité de tisane dans son vin.

15 *octobre*. La personne qui a amené la malade à l'hôpital nous donne quelques renseignements : elle est fille de brasserie ; sa santé a été assez bonne jusqu'à ces derniers temps. Depuis 4 mois, elle a commencé à tousser, à maigrir et à souffrir dans le bas-ventre ; elle pouvait néanmoins continuer son travail ; elle lisait et écrivait convenablement. Le 12 octobre, au soir, elle perdit subitement la parole, sans avoir présenté aucun phénomène d'apoplexie ; elle ne répondit plus que parce que, parce que. On l'amena aussitôt à l'hôpital.

Aujourd'hui, l'état général est meilleur. A toutes les questions qu'on lui pose et avec quelque insistance qu'on les répète elle répond invariablement : « oui monsieur, oui monsieur » ou bien « parce que, parce que » ; cependant, ce matin en arrivant à son lit et en lui demandant, comment allez-vous ? elle a répliqué : « je vous remercie monsieur, je vais mieux. » Il a été impossible de lui faire redire cette phrase. Elle ne comprend pas les paroles qu'on prononce devant elle ; elle regarde attentivement quand on parle, mais les mots ne semblent réveiller chez elle aucune image, aucun souvenir. Ce défaut de compréhension n'est pas sous la dépendance d'une lésion de l'appareil auditif ; l'ouïe est conservée, et si on approche de son oreille une montre sans qu'elle l'aperçoive, elle se retourne immédiatement, regarde l'objet et sourit. Le souvenir de tous les mots n'est pas indistinctement perdu. Lorsqu'on lui dit « mettez la main sur ma tête » elle hésite un instant, paraît chercher à se souvenir et reste immobile ; si la phrase est accompagnée d'un geste montrant la tête de celui qui parle, immédiatement elle place la main sur l'endroit indiqué ; de même encore, « donnez-moi la main » elle ne bouge pas ; mais si en lui parlant on lui tend la main, aussitôt elle avance la sienne. On place devant elle plusieurs pièces d'argent et d'or et on prononce choisissez, elle reste immobile ; on lui fait signe d'en prendre une, elle saisit aussitôt la pièce d'or avec une visible satisfaction.

Le calcul paraît bien conservé. Nous lui demandons : savez-vous jouer aux cartes ? « Oui, Monsieur. » A l'écarté ? « Oui, Monsieur. » Voulez-vous jouer ? « Oui, Monsieur. » Les cartes sont battues et lui sont présentées ; elle prend son jeu et le dispose comme on fait d'habitude. Dans le courant de la partie, elle ne se trompe jamais ni sur la couleur ni sur la valeur. Lorsque la carte qu'elle possède est supérieure à celle de l'adversaire, elle joue sans hésitation et relève les deux cartes rapidement ; son gain ne lui semblant pas faire l'objet de la plus petite difficulté. A la fin, en donnant elle-même les cartes sans la moindre erreur, elle fait tourner le roi ; aussitôt elle se met à rire et arrête le jeu.

16 octobre. Une de ses amies qu'elle n'avait pas vue depuis deux mois, vient auprès d'elle ; elle l'accueille avec un sourire et lui tend la main ; mais elle ne peut lui dire autre chose que : « parce que, parce que. » Elle ne paraît pas comprendre ce que lui dit son amie ; comme aussi elle ne semble pas avoir conscience que les mots qu'elle prononce ne signifient rien. Bien qu'elle se serve correctement de son couteau, son verre, ses aliments, lorsqu'on lui demande le nom elle dit « du plan », le vin « du plan », une assiette « du plan ». Le mot plan revient indifféremment sans qu'elle s'impatiente de prononcer un mot inexact ou qu'elle paraisse même remarquer cette inexactitude. Voulez-vous de l'orange ? « Oui, Monsieur. » Vous ne voulez pas d'orange ? « Oui, Monsieur. » Vous voulez du vin ? « Oui, Monsieur. » Les trois réponses : Oui, Monsieur, sont faites sur le même ton ; elle ne regarde que l'orange et tend la main pour la prendre.

La sensibilité générale cutanée à la piqûre, au chatouillement, au froid, est égale de l'un et de l'autre côté et paraît n'avoir subi aucun affaiblissement. Nous chatouillons la plante du pied, aussitôt la malade retire les jambes, les replie sous elle, et nous dit en riant : « grâce, Monsieur. » Il est impossible, malgré toutes les tentatives, de lui faire répéter cette phrase.

La lecture et l'écriture sont complètement abolies ; elle ne reconnaît son nom pas plus quand on le lui montre écrit sur la pancarte que lorsqu'on le prononce devant elle ; elle ne peut donc rien écrire sous la dictée. Nous essayons de lui faire copier son propre nom ; elle prend le crayon, place le papier, trace avec peine la première lettre et ne va pas plus loin.

Nous n'avons pas tenté de la faire écrire de la main gauche pour constater si l'écriture était renversée et si la lettre qu'elle pouvait encore tracer était dirigée de droite à gauche comme dans les cas étudiés par Buchwald chez les aphasiques hémiplégiques droits sous le nom d'*écriture en miroir*.

Le goût et l'odorat, pas plus que l'acuité visuelle, n'ont été étudiés bien complètement.

La très grande difficulté de se faire comprendre par la malade autrement que par gestes, rendait cet examen fort difficile. Nous avons noté toutefois qu'elle prenait grand plaisir à manger des oranges.

20 *octobre*. Elle tousse beaucoup, a de la fièvre chaque soir. Appétit très faible. Presque chaque matin en s'approchant de son lit et en lui demandant : comment allez-vous ? on obtient la réponse : « je vous remercie, Monsieur, je vais un peu mieux ». Si c'est la surveillante qui vient auprès d'elle, elle lui dit Madame.

Elle reste toute la journée couchée, est très faible et souffre d'une diarrhée continuelle. Malgré les injections antiseptiques, il s'écoule toujours du vagin un liquide séro-purulent très fétide.

La cachexie fait des progrès ; l'intelligence de la malade est aussi nette qu'à son entrée à l'hôpital ; pendant l'après-midi, elle regarde avec attention tout ce qui se passe dans la salle ; elle s'intéresse aux actes ou aux jeux des autres malades qui sont autour d'elle, et voyant un jour une des ses voisines faire une plaisanterie à une autre, elle se mit à rire aussitôt.

2 *novembre*. L'état général s'aggrave ; la toux et la fièvre sont plus intenses ; l'appétit a presque complètement disparu.

3 *novembre*. Mort dans le marasme.

Autopsie. — Signes de tuberculose au 2e et au 3e degré dans les deux *poumons*. *Cœur* sain ; pas de lésions d'orifice.

Noyaux caséeux dans les deux *reins*.

Eruption confluente de tubercules miliaires sur la muqueuse vésicale et uréthrale. La petite tumeur ulcérée et fongueuse qui siégeait à l'entrée de la vulve sur la paroi antérieure du vagin est développée tout autour de l'urèthre. L'examen microscopique a montré qu'elle était constituée par des productions tuberculeuses développées sur la muqueuse de l'urèthre.

Les lésions constatées dans les autres organes n'offrent qu'un faible intérêt dans le cas qui nous occupe. Le crâne ouvert, nous n'avons trouvé rien à signaler dans les méninges et les artères de la base de l'encéphale, rien dans le cervelet et le bulbe. L'hémisphère cérébral droit est parfaitement sain. L'hémisphère gauche présente à sa surface un ramollissement jaune des circonvolutions situées en arrière de la zone motrice, dans le point que nous allons déterminer.

Nous trouvons en effet un petit nodule thrombosique dans la quatrième branche de l'artère sylvienne gauche, celle qui longe la scissure de Sylvius ; cette thrombose est située immédiatement au delà du lieu d'origine de l'artériole qui part de la sylvienne pour aller se répandre sur la partie antérieure du prolongement sphénoïdal.

Le territoire sous-jacent aux ramifications de l'artère obstruée est atteint de nécrobiose ; on y trouve à l'examen microscopique des corps granuleux. La région dégénérée est exactement représentée dans le dessin ci-joint (*fig.* 3). On

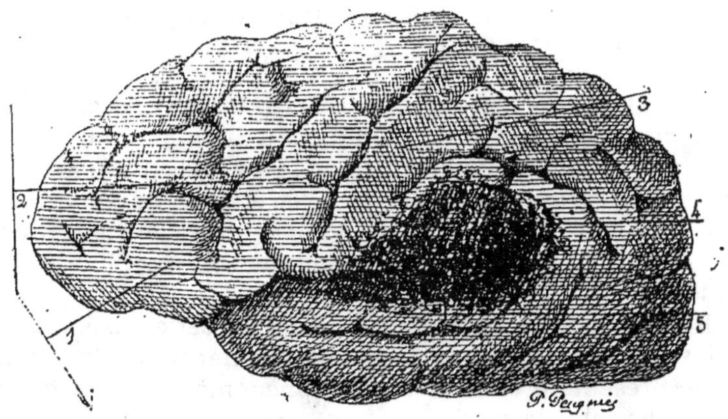

Fig. 3.

voit qu'elle occupe la moitié supérieure de la première circonvolution temporo-sphénoïdale dans sa moitié postérieure, la plus grande partie du lobule pariétal inférieur, le lobule

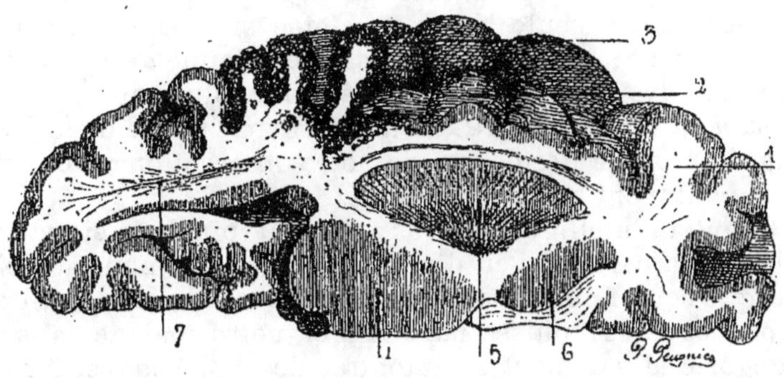

Fig 4.

du pli courbe et une petite portion du pli courbe. Rien sur la surface externe de la troisième circonvolution frontale.

Pour juger de la profondeur de la lésion, nous avons pratiqué la coupe de Flechsig (*fig.* 4) ; nous nous sommes assurés alors que la dégénérescence était à peu près exactement limitée à l'écorce grise dans les

points correspondants à la coloration jaunâtre visible
sur la surface corticale. Le ramollissement n'intéres-
sait le lobule de l'insula que dans sa région la plus re-
culée, immédiatement en arrière de l'avant-mur. Intégrité
absolue des deux premières circonvolutions de l'insula, de
la circonvolution de Broca et des autres parties consti-
tuantes de l'hémisphère.

RÉFLEXIONS. — Nous ferons remarquer en passant que,
malgré cette destruction étendue du manteau, notre malade ne présentait aucune trace de paralysie ; que d'ailleurs
la zone corticale dite psycho-motrice était parfaitement res-
pectée, ce qui est encore une preuve indirecte mais digne
d'être notée à l'appui des affirmations de M. Charcot sur
la localisation des centres moteurs.

En reprenant les traits principaux de cette observation,
nous voyons une malade devenir subitement aphasique sans
avoir présenté préalablement de phénomènes apoplectifor-
mes. Chez elle, la motilité et la sensibilité générale sont in-
tactes ; le calcul, la mémoire des couleurs, des objets et des
personnes sont presque entièrement conservés ; l'intelligence est faiblement obscurcie ; elle voit et elle entend ; elle
prononce quelques mots, mais elle est incapable de comprendre la plupart des paroles qu'on dit devant elle, de lire
et d'écrire. La seule lésion constatée siège dans l'hémisphère gauche ; c'est un ramollissement jaune de la région
que nous avons soigneusement délimitée plus haut.

Dans la relation de ce fait, nous n'avons garde de laisser
dans l'ombre le desiderata de notre observation ; l'odorat
et le goût n'ont pas été examinés.

Quant à l'intelligence, nous avons eu soin de le signaler,
elle nous a paru un peu diminuée, mais il ne nous semble
pas que cet affaiblissement, resté dans les limites que nous
avons signalées, puisse faire ranger notre malade dans la
catégorie des démentes plutôt que des aphasiques. Aussi
bien, tous les auteurs s'accordent à reconnaître chez les
aphasiques ordinaires, par lésion de la circonvolution de
Broca, une altération plus ou moins profonde des facultés
intellectuelles.

En résumé, nous ne croyons pas qu'il soit téméraire de
donner pour titre à l'observation que nous avons sous les
yeux les noms de cécité et surdité verbales ; ici encore,

comme dans tous les cas publiés en faveur de cette question de l'aphasie sensorielle, et il n'est peut-être pas indifférent d'insister sur ce point, les lésions anatomiques ont toujours été rencontrées dans l'hémisphère cérébral gauche.

PARIS. — IMP. V. GOUPY ET JOURDAN, RUE DE RENNES, 71